BEI GRIN MACHT SICH IHR WISSEN BEZAHLT

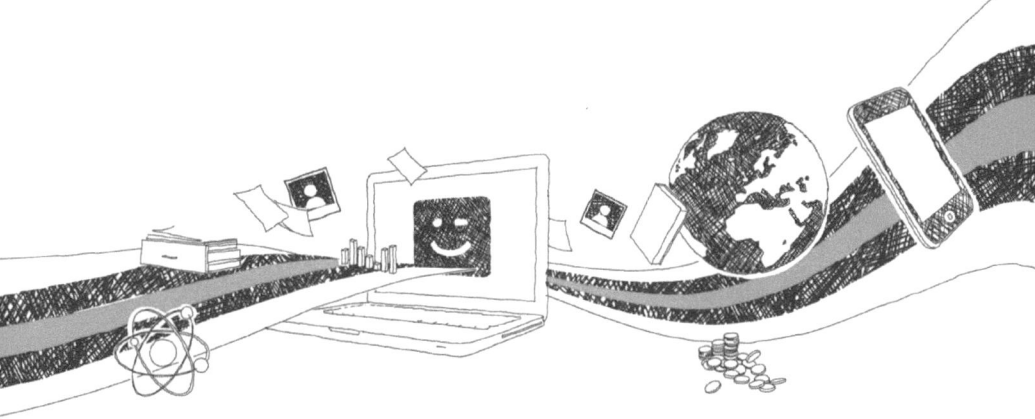

- Wir veröffentlichen Ihre Hausarbeit,
  Bachelor- und Masterarbeit

- Ihr eigenes eBook und Buch -
  weltweit in allen wichtigen Shops

- Verdienen Sie an jedem Verkauf

Jetzt bei www.GRIN.com hochladen und kostenlos publizieren

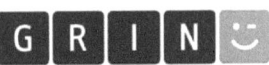

Bibliografische Information der Deutschen Nationalbibliothek:

Die Deutsche Bibliothek verzeichnet diese Publikation in der Deutschen National-
bibliografie; detaillierte bibliografische Daten sind im Internet über http://dnb.d-
nb.de/ abrufbar.

Impressum:

Copyright © 2003 GRIN Verlag
Druck und Bindung: Books on Demand GmbH, Norderstedt Germany
ISBN: 9783638838443

Dieses Buch bei GRIN:

https://www.grin.com/document/21985

K. Pilgermann, B. Schwering, R. Krumkamp

Institutionen im Gesundheitswesen: Aufgaben, Gesetzesgrundlagen und Vernetzungen

GRIN Verlag

GRIN - Your knowledge has value

Der GRIN Verlag publiziert seit 1998 wissenschaftliche Arbeiten von Studenten, Hochschullehrern und anderen Akademikern als eBook und gedrucktes Buch. Die Verlagswebsite www.grin.com ist die ideale Plattform zur Veröffentlichung von Hausarbeiten, Abschlussarbeiten, wissenschaftlichen Aufsätzen, Dissertationen und Fachbüchern.

Besuchen Sie uns im Internet:

http://www.grin.com/

http://www.facebook.com/grincom

http://www.twitter.com/grin_com

Hochschule für angewandte Wissenschaften

Studiengang Pflege und Gesundheit

Seminar: Gesundheitspolitik aktuell: Kommissionsarbeit und Gesetzgebung
- politisch-ökonomische Perspektive
SS 2003

Referatstitel: Institutionen im Gesundheitswesen
Aufgaben, Gesetzesgrundlagen und Vernetzungen

Ralf Krumkamp   Katja Pilgermann   Brunhilde Schwering

Inhaltsverzeichnis:

Einleitung

Das Referat „Institutionen im Gesundheitswesen" bietet einen groben Überblick über die Aufgaben der Institutionen im deutschen Gesundheitswesen sowie deren Handlungsfelder. Der Fokus dieser Arbeit liegt in der Darstellung ihrer Vernetzungen und jeweiligen Entscheidungskompetenzen.

Zu Beginn wir auf die Institutionen auf Bundes-, Landes- und Kommunaler Ebene eingegangen. Anschießend werden die Institutionen der Krankenversicherungen (GKV und PKV) betrachtet, wobei auf die vertragsärztliche Versorgung ausführlich beschrieben wird. Im Anschluß stellen wir die deutsche Krankenhausversorgung und die Arzneimittelversorgung in ihren Grundzügen dar.

Institutionen auf Bundesebene

Die Bundesregierung:

Der Bundeskanzler und die Bundesministerinnen und Bundesminister bilden zusammen das Bundeskabinett. Den Vorsitz im Bundeskabinett führt der Bundeskanzler, Gerhard Schröder. Der Bundesregierung ... „obliegt die oberste Führung und Leitung ... der Politik des Bundes. Dazu gehört auch die Gesundheitspolitik ..."[1]

1.1 Bundesministerium für Gesundheit und Soziale Sicherung (BMGS)

Die oberste Gesundheitsbehörde des Bundes ist das Bundesministerium für Gesundheit und Soziale Sicherung (BMGS). Das BMGS ist federführend zuständig für die Gesundheitspolitik der Bundesregierung. Zentrale Aufgaben des BMGS sind die Erhaltung, Sicherung und Fortentwicklung der Leistungsfähigkeit der gesetzlichen Krankenversicherung, der Pflegeversicherung und der gesetzlichen Rentenversicherung sowie die Erarbeitung von Gesetzesentwürfen.[2]

Dem BMG steht Ulla Schmidt als Bundesministerin vor.

---

[1] Schell, Werner, Das deutsche Gesundheitswesen von A-Z, Stuttgart, New York 1995, S.47

[2] Aufgaben des BMGS, www.bmgesundheit.de, 29.03.2003

Aufgaben des BMGS[3]:

- Weiterentwicklung der Qualität des Gesundheitswesens
- Gewährleistung der Wirtschaftlichkeit
- Interessenstärkung von Patientinnen und Patienten
- Stärkung des Öffentlichen Gesundheitswesen, z.b. durch das Infektionsschutzgesetz IfSG § 3 (Juli 2000): " Prävention durch Aufklärung: „Die Information und Aufklärung der Allgemeinheit über die Gefahren übertragbarer Krankheiten und die Möglichkeiten zu deren Verhütung sind eine öffentliche Aufgabe. Insbesondere haben die nach Landesrecht zuständigen Stellen über Möglichkeiten des allgemeinen und individuellen Infektionsschutzes sowie über Beratungs-, Betreuungs- und Versorgungsangebote zu informieren."[4]
- Gestaltung von Rahmenvorschriften zur Herstellung, klinischen Prüfung, Zulassung und Vertriebswegen sowie der Überwachung von Arzneimitteln und Medizinprodukten (BfArM)
- Die Bundesministerin für Gesundheit führt die Aufsicht über die kassenärztlichen Bundesvereinigungen
- Ausbildungsordnung für Ärzte und Zahnärzte (Ziele, Inhalte etc.) und die Ausbildungsordnungen für Gesundheitsfachberufe (Krankenschwestern, Arzthelferinnen, Logopäden, Krankengymnasten etc.) erfolgt auf der Basis eines Bundesgesetzes
- Prävention, Rehabilitation und Behindertenpolitik (u.a. Förderung entsprechender Einrichtungen)
- Kriegsopferversorgung und Soziales Entschädigungsrecht (finanzielle und soziale Entschädigung)
- Grundsatzfragen der Sozialversicherung, Unfall- und Rentenversicherung
- Fortschreiben der Sozialgesetzbücher
- Europäische und Internationale Gesundheits- und Sozialpolitik
- Gesundheitsberichterstattung des Bundes (GBE)

---

[3] Ebenda, www.bmgesundheit.de
[4] medicine worldwide, www.m-ww.de, 01.05.2003

Im Geschäftsbereich des BMG liegen folgende Bundesinstitute mit ausführendem Charakter:

1.1.1 Das Bundesinstitut für Arzneimittel und Medizinprodukte in Bonn (BfArM)

Zu den Hauptaufgaben des BfArM zählt die Zulassung und Risikobewertung von Arzneimitteln und Medizinprodukten (z.B. Herzschrittmacher) s. Kapitel Arzneimittelversorgung

1.1.2 Die Bundeszentrale für gesundheitliche Aufklärung in Köln (BZgA)

Die BzgA ist die Fachoberbehörde für Gesundheitsförderung. Zu den Hauptaufgaben der BzgA gehören die Erarbeitung von Grundsätzen und Richtlinien für Inhalte und Methoden der praktischen Gesundheitserziehung, Ausbildung und Fortbildung der auf dem Gebiet der Gesundheitserziehung und -aufklärung tätigen Personen, die Koordinierung und Verstärkung der gesundheitlichen Aufklärung und Gesundheitserziehung im Bundesgebiet und die Zusammenarbeit mit dem Ausland.[5]

Ein weiteres Aufgabengebiet ist die Anleitung zu einer eigenverantwortlichen Gesundheitsvorsorge der Bevölkerung.

Die BZgA entwickelt mit gemeinsamen Kooperationspartnern (z.B. Gesundheit Berlin e.V.) Strategien zur gesundheitlichen Aufklärung und Prävention. Die Umsetzung wird durch Kampagnen und Projekten realisiert. Die bisher größte Kampagne ist die 1987 gestartete Kampagne „Gib AIDS keine Chance". Sie steht für eine modellhafte, bundesweite Präventionsstrategie.

1.1.3 Das Deutsche Institut für Medizinische Dokumentation und Information in Köln (DIMDI)

Das Deutsche Institut für Medizinische Dokumentation und Information (DIMDI) stellt ein umfassendes Informationsangebot für alle Bereiche des Gesundheitswesens

---

[5] BzgA, Aufgaben und Ziele, www.bzga.de, 02.05.2003

zur Verfügung. Das DIMDI verfügt über mehr als 70 Datenbanken mit ca. 100 Millionen Informationseinheiten. Es bildet damit eines der wichtigsten medizinischen Informationsangebote in Deutschland.

Eine der Aufgabenbereich ist es, der fachlich interessierten Öffentlichkeit aktuelle Informationen aus dem gesamten Gebiet der Biowissenschaften über Daten im Internet zugänglich zu machen. Im Rahmen seiner gesetzlichen Aufgaben ist das DIMDI zuständig für die Herausgabe deutschsprachiger Fassungen amtlicher Klassifikationen (z. B. ICD-10) sowie für die Einrichtung von datenbankgestützten Informationssystemen (u.a. Informationssystems für Arzneimittel (AMIS), Informationssystems zum Lebensmittel- Monitoring).[6]

1.1.4 Das Paul-Ehrlich-Institut für Sera und Impfstoffe in Langen (PEI)

Das PEI ist verantwortlich für die Arzneimittelsicherheit und umfasst die Zulassung und Überprüfung von Impfstoffen, Sera, Blutprodukten, In-vitro-Diagnostika etc. Das PEI betreibt u.a. auch Forschung in den Gebieten der angewandten Virologie und der Gentherapie.[7]

1.1.5 Das Robert-Koch-Institut in Berlin (RKI)

„Das Robert-Koch-Institut ist die zentrale Forschungs- und Referenzeinrichtung des Bundes auf dem Gebiet der Infektionskrankheiten und der nicht übertragbaren Krankheiten sowie der Gesundheitsrisiken."[8] Das RKI ist für die Erkennung, und Bekämpfung von Krankheiten zuständig und erforscht Krankheiten mit einer hohen Gefährlichkeitsgrad oder Krankheiten von großem gesundheitspolitischen Interesse wie HIV/AIDS, Krebs, Infektionserkrankungen und Allergien. Das RKI ist zudem zuständig für Aufgaben der Gesundheitsberichterstattung des Bundes.[9]

---

[6] DIMDI, Aufgaben, www.dimdi.de, 03.05.2003

[7] PEI, Aufgaben und Struktur des Paul-Ehrlich-Institutes, www.pei.de, 03.05.2003

[8] Specke, Helmut K., Gesundheitsmarkt, Daten, Fakten, Akteure, 2. vollständig überarbeitete Auflage, Starnberg, 2001 , S. 548

[9] BMGS, Geschäftsbereich, www.bmgs.de, 29.03.2003

Des weiteren wird das BMGS von eine Reihe von Beiräte und Kommissionen beraten, wie dem Sachverständigenrat für die Konzertierte Aktion im Gesundheitswesen, dem "Runde Tisch", der Drogen- und Suchtkommission und dem Nationale AIDS-Rat u.v.m.

1.2 Bundesministerium für Wirtschaft und Arbeit (BMWA)

Das BMWA ist im Oktober 2002 aus dem Bundesinstitut für Wirtschaft und Technologie und dem bisherigen Bundesministerium für Arbeit und Sozialordnung zusammengelegt worden.[10] Der Bundesminister für Wirtschaft und Arbeit, Wolfgang Clement, steht an der Spitze des Ministeriums. Das BMWA ist u.a. zuständig für die Bereiche: Arbeit, Arbeitsschutz, Arbeitsrecht und Internationales.

Dem BMWA nachgeordnet ist u.a. die Bundesanstalt für Arbeitsschutz und Arbeitsmedizin (BAuA).[11]

1.2.1 Die Bundesanstalt für Arbeitsschutz und Arbeitsmedizin (BauA)

Das BauA ist 1996 errichtet worden. Die BauA unterstützt das Bundesministeriums für Wirtschaft und Arbeit in Fragen des Arbeitsschutzes. Zu ihren Aufgaben zählt u.a. die Beobachtung und Analyse der Arbeitssicherheit von Arbeitnehmer in Betrieben und Verwaltungen sowie die aus der Analyse abgeleiteten ergonomischen und sicherheitstechnischen Umsetzungen. Des weiteren werden Aus- und Fortbildungsmaßnahmen im Bereich des Arbeitsschutzes erstellt und Informationen zum technischen und medizinischen Arbeitsschutz an die Öffentlichkeit weiter geleitet.[12]

Der Arbeitsschutz regelt sich in Deutschland im *dualen System*, d.h. zum einen durch gesetzliche Vorschriften des Staates (staatlicher Arbeitsschutz), zum anderen durch die Aufgabe der Berufsgenossenschaften als Träger der Unfallversicherung (Berufsgenossenschaftlicher Arbeitsschutz). Das staatliche Arbeitsschutzrecht ist i.d.R. Bundesrecht und die Überwachung der Einhaltung der gesetzlichen Vorschriften ist

---

[10] Informationen des ehemaligen Bundesministeriums für Arbeit und Sozialordnung, www.bma.de, 27.04.2003

[11] BMWA, Aufgaben und Struktur, www.bmwi.de, 30.04.2003

Aufgabe der Bundesländer; jedes Land hat dazu seine eigene Arbeitsschutzaufsicht (oder Gewerbeaufsicht). Die gesetzliche Unfallversicherung (UV) ist Teil des sozialen Sicherungssystems und hat ihre Grundlage im SGB VII. Alle Unternehmen sind Pflichtmitglieder, versichert sind die Arbeitnehmer. Ziel der Unfallversicherungsträger ist die Vermeidung von Arbeitsunfällen und Berufskrankheiten. Sie sind selbstverwaltet (Paritätische Selbstverwaltung) und finanziert durch die Beiträge der Arbeitgeber. Die UV-Träger dürfen für ihre Mitglieder verbindliche Unfallverhütungsvorschriften erlassen, deren Einhaltung durch eigene Aufsichtsdienste überwacht werden. [13]

1.3 Bundesministerium für Umwelt, Naturschutz und Reaktorsicherheit (BMU)

Das BMU wurde 1986 gebildet und regelt grundsätzliche und wirtschafspolitische Fragen der Umweltpolitik. Jürgen Trittin ist der dafür zuständige Bundesminister. Das BMU hat die Aufgabe dabei mit den Ländern und Kommunen zusammenzuarbeiten. Zum Geschäftsbereich des BMU gehört das Umweltbundesamt, das Bundesamt für Strahlenschutz und das Bundesamt für Naturschutz. Das Ministerium wird u.a. von verschiedenen Gremien beraten, u.a. dem Sachverständigenrat für Umweltfragen (SRU) und dem Wissenschaftlichen Beirat Globale Umweltveränderungen WBGU). [14]

1.3.1 Umweltbundesamt (UBA)

Das UBA ist die zentrale Umweltbehörde des Bundes und ist zuständig für Fragen des Umweltschutzes. Ziel des UBA ist es, die Gesundheit für Alle in einer lebenswerten Umwelt zu erhalten und Beeinträchtigungen der Umwelt zu analysieren und die entsprechenden Maßnahmen als Konzeptvorschläge dem BMU vorzustellen. [15] Das UBA hat u.a. eine Fachbereich „Umwelt und Gesundheit", in dem Expositionsanalysen erarbeitet werden, Handlungsbedarfe formuliert und Strategien zur Verringerung der Umweltbelastungen erstellt werden. [16]

---

[12] BauA, Aufgaben, www.baua.de, 27.04.2003

[13] Das deutsche Arbeitsschutzsystem, www.sozialnetz-hessen.de, 27.04.2003

[14] WBU, Das Bundesumweltministerium, www.bwu.de, 01.05.2003

[15] UBA, Umweltbundesamt, www.umweltbundesamt.de, 28.04.2003

[16] UBA, Daten und Fakten, www.umweltbundesamt.de

1.4 Bundesministerium für Bildung und Forschung (BMBF)

Für den Bereich „Gesundheit" wird vom BMBF Vorsorgeforschung für die Themen chronische Schmerzen, Alzheimer und Krebs betrieben mit dem Ziel die Forschung den Menschen zugute kommen zu lassen. Die Gesundheitsforschung umfasst auch die Entwicklung neuer Diagnoseverfahren und Therapien, und neue Wege zur Prävention. Die Abteilung: *„Gesundheit, Biowissenschaften, Nachhaltigkeit"* des BMBF forscht im Rahmenprogramm „Gesundheitsforschung: Forschung für den Mensch" an Krankheitsursachen und der Optimierung der Effizienz des Gesundheitswesens, d.h. dass ein schneller Transfer der Forschungsergebnisse dazu beiträgt, eine bestmögliche Versorgung der Patienten zu ermöglichen.[17]

1.5 Bundesministerium für Verbraucherschutz, Ernährung und Landwirtschaft (BMVEL)

„Mit Organisationserlass des Bundeskanzlers vom 22. Januar 2001 wurde das Bundesministerium für Ernährung, Landwirtschaft und Forsten (BML) zum Bundesministerium für Verbraucherschutz, Ernährung und Landwirtschaft (BMVEL) umgebildet."[18] Zu den Aufgaben des BMVEL zählen u.a. die Gebiete Verbraucherschutz, Gentechnik und Agrarpolitik. Die Bundesministerin ist Frau Renate Künast. Zum Geschäftsbereich des Ministeriums zählt das Bundesinstitut für Risikobewertung und -kommunikation (BfR), dass Analysen von Lebensmitteln durchführt und als Beratungsinstanz zur Verfügung steht und das Bundesamt für gesundheitlichen Verbraucherschutz und Lebensmittelsicherheit (BVL). Zu seinen Hauptaufgaben gehören der Betrieb des europäischen Schnellwarnsystems vor gefährlichen Lebensmitten/Futtermitteln sowie das Krisenmanagement.

1.6 Bundesministerium für Verkehr, Bau- und Wohnungswesen (BMVBW)

Dr. Manfred Stolpe ist der zuständige Bundesminister für Verkehr, Bau- und Wohnungswesen. Die Aufgaben des BMVBW gliedern sich in die Themen:

---

[17] BMBF, Gesundheitsforschung, www.bmbf.de, 01.05.2003

[18] BMVEL, Das Ministerium, www.bmvel.de, 01.05.2003

Wohnungswesen, Straßenbau und Straßenverkehr, Luft- Raum- und Schifffahrt, Bauwesen, Städtebau, und Eisenbahn und Wasserstraßen. „ Das Ministerium leistet einen großen Beitrag zur Verkehrssicherheit. Für die Verkehrssicherheitsarbeit werden erhebliche Mittel bereitgestellt, mit denen Maßnahmen für die Sicherheit von Kindern, Senioren, jungen Fahrern u. a. gefördert werden. Auch Verkehrsrecht mit der StVO (von der Promillegrenze bis zum Führerschein) gehört dazu."[19]

1.7 Beratende Institutionen auf Bundesebene

1.7.1 Konzertierte Aktion im Gesundheitswesen

Die an der gesundheitlichen Versorgung beteiligten Gruppen haben, nach SGB V § 141, die Aufgabe medizinische und wirtschaftliche Orientierungsdaten entwickeln und Vorschläge zur Erhöhung der Leistungsfähigkeit, Wirksamkeit und Wirtschaftlichkeit des Gesundheitswesens geben. Das Gremium hat reine beratende Funktionen.

Nach Absatz 3 werden folgende Mitglieder durch das Bundesministerium für Gesundheit in die Konzertierte Aktion berufen:

Vertreter der Krankenkassen, des Verbandes der privaten Krankenversicherung, der Ärzte, der Zahnärzte, der Krankenhausträger, der Apotheker, der Arzneimittelhersteller, der Gewerkschaften, der Arbeitgeberverbände der Länder und der kommunalen Spitzenverbände sowie je einen Vertreter der Gesundheitshandwerker, der Heilmittelerbringer, des Kur- und Bäderwesens, der Pflegeberufe, der freien Wohlfahrtspflege, der Behindertenverbände und der Verbraucherverbände. Das Bundesministerium für Wirtschaft und Technologie, das Bundesministerium für Arbeit und Sozialordnung und das Bundesministerium für Familie, Senioren, Frauen und Jugend.[20]

---

[19] BMVBW, Abteilung S, Straßenbau/ Straßenverkehr, www.bmvbw.de, 07.05.2003

[20] Beck, Ch., SGB Sozialgesetzbuch, 26.Auflage, München 2000

1.7.2 Sachverständigenrat für die Konzertierte Aktion im Gesundheitswesen

Für die fachliche Unterstützung der Konzertierten Aktion beruft die Bundesministerin für Gesundheit nach SGB 5 § 142 einen Sachverständigenrat. In ihm sind Fachleute aus den Gebieten Medizin und Volkswirtschaftslehre vertreten.[21] Momentan befinden sich Prof. Dr. rer. pol. Eberhard Wille, als Vorsitzender, Prof. Dr. med. Dr. med. h.c. Peter C. Scriba, Prof. Dr. med. Gisela C. Fischer, Prof. Dr. phil. Adelheid Kuhlmey, Prof. Dr. med. Dr. sc. Karl W. Lauterbach, Prof. Dr. rer. pol. Rolf Rosenbrock und Prof. Dr. med. Friedrich Wilhelm Schwartz im Sachverständigenrat.[22]

Er hat zusätzlich die Aufgabe in einem Abstand von zwei Jahren, ein vom BMGS näher bestimmtes Gutachten bezüglich der Versorgung in der gesetzlichen Krankenversicherung zu erstellen. Der Fokus des Gutachtens liegt dabei auf der bedarfsgerechte Versorgung, Vermeidung von Über-, Unter- und Fehlversorgungen und den Möglichkeiten zur Ausschöpfung von Wirtschaftlichkeitsreserven. Das Bundesministerium für Gesundheit legt das Gutachten den gesetzgebenden Körperschaften des Bundes unverzüglich vor und nimmt in angemessener Frist Stellung.[23]

Gutachten 2000/2001 Bedarfsgerechtigkeit und Wirtschaftlichkeit:

Band I bis III: Zur Steigerung von Effizienz und Effektivität der Arzneimittelversorgung in der gesetzlichen Krankenversicherung (GKV); Bedarfsgerechtigkeit und Wirtschaftlichkeit

Bd. III: Über-, Unter- und Fehlversorgung

Gutachten 2003:

Finanzierung, Nutzerorientierung und Qualität

Bd. I: Finanzierung und Nutzerorientierung

Bd. II: Qualität und Versorgungsstrukturen

---

[21] Beske, Fritz, Hallauer, J.F., Das Gesundheitswesen in Deutschland, 3. Auflage, Köln 1999, S. 54

[22] SVR, Ratsmitglieder, www.svr-gesundheit.de, 29.04.2003

[23] Beck, Ch., SGB Sozialgesetzbuch, 26.Auflage, München 2000

1.7.3 Runder Tisch

Der "Runde Tisch" ist Beratungsgremium der Regierung für zukünftige, mittel- bis langfristig orientierte Schritte in der Gesundheitspolitik. In der Politik versteht man den „runden Tisch" als „Form des demokratisches Zusammenwirkens ... bei der alle Teilnehmer gleichberechtigt zusammenarbeiten."[24] Hier sollen Lösungen für eine Modernisierung im Gesundheitswesen erarbeitet werden. Er trifft ca. alle 3 Monate zusammen und bearbeitet sektorübergreifende Themen.

Teilnehmer des "Runden Tisches" sind Frau Bundesministerin Schmidt, Parlamentarischer Staatssekretärin Gudrun Schaich-Walch und Herrn Staatssekretär Dr. Klaus Theo Schröder und 24 Personen als Delegierte von Gruppen aus dem Gesundheitswesen. Diese Delegierten sowie ihre Stellvertreter wurden von den Gruppen selbst bestimmt. Zur speziellen Beratungen teilt sich der Runde Tisch in weitere Arbeitsgruppen auf, die Thesen/Empfehlungen entwickeln und geben diese zur abschließenden Beratung an den Runden Tisch zurück.

Der Runde Tisch hat unter anderem Empfehlungen zu folgenden Themen veröffentlicht:

- Arzneimittelpreisverordnung
- Nutzenbewertung von neuen Arzneimitteln
- Verbesserung der sektorübergreifenden Versorgung
- Versorgung
- Prävention
- Grundprinzipien der Leistungserbringung
- Zukunft der Heil- und Hilfsmittelversorgung
- Elektronischen Handel einschließlich Versandhandel mit Arzneimitteln[25]

---

[24] Zwahr, Annette, Mayers Grosses Taschenlexikon, 7: Auflage, Karlsruhe 1999, Band 19, S. 103

[25] BMGS, Runder Tisch - Grundinformationen, www.bmgs.bund.de, 01.05.2003

Institutionen auf Landesebene

1.8 Oberste Landesgesundheitsbehörde

Die Länder verfügen über weitreichende Aufgaben und Zuständigkeiten im Gesundheitswesen. Sie besitzen Durchführungsverantwortung bei den Bundesgesetzen und erlassen im Rahmen der Konkurrierenden Gesetzgebung (Art. 74 ff. GG) eigene Gesetze.

Die Zuordnung der Gesundheitsabteilung zu einem Ministerium ist auf Länderebene unterschiedlich geregelt. Das Ministerium, indem das Gesundheitsressort liegt heißt Oberste Landesbehörde. In Hamburg ist dies die „Behörde für Umwelt und Gesundheit".

Zur Koordinierung der Arbeit auf Landesebene dienen die Gesundheitsministerkonferenz und die Arbeitsgemeinschaft der Leitenden Medizinalbeamtinnen und –beamten der Länder.[26]

1.9 Spezielle Landesbehörden

Die Organisation der Landesbehörden ist von Bundesland zu Bundesland unterschiedlich geregelt. Im wesentlich unterscheidet man folgende drei Ämter:

Untersuchungsämter: Zur Durchführung von Gesundheitsvorschriften gibt es in allen Ländern Untersuchungsämter. Ihre Aufgaben liegen vor allem in der Erfüllung des Bundes-Seuchengesetzes, Lebensmittelgesetz und Arzneimittelgesetz.

Arzneimittelüberwachungsstellen: Sie kontrollieren die Herstellung und Vertrieb von Arzneimittel und erteilen die Erlaubnis zur Produktion von Arzneimitteln.

Landesgesundheitsämter: Hierbei handelt es sich um Behörden, die auf dem Gebieten Gesundheitswissenschaften, Epidemiologie und der konzeptionellen Gesundheitspolitik arbeiten.[27]

---

[26] Beske, Fritz, Hallauer, J.F., Das Gesundheitswesen in Deutschland, 3. Auflage, Köln 1999, S. 54

[27] Beske, Fritz, Hallauer, J.F., Das Gesundheitswesen in Deutschland, 3. Auflage, Köln 1999, S. 56

Beispielhafte Aufgaben der „Behörde für Umwelt und Gesundheit" für den Bereich Gesundheit:

- Versorgungsplanung, den öffentlichen Gesundheitsdienst
- den gesundheitlichen Verbraucherschutz,
- Gesundheitsberichterstattung und Gesundheitsförderung
- die Krankenhausplanung, die Krankenhausinvestitionsförderung
- Aufsicht über gesetzliche Krankenkassen, Kassenärztliche Vereinigung und Ärztekammern
- Schutz der Verbraucherinnen und Verbraucher vor gesundheitlicher Gefährdung durch Lebensmittel[28]

1.10 Beratende Institutionen auf Landesebene

1.10.1 Gesundheitsministerkonferenz

In der „Konferenz der für das Gesundheitswesen zuständigen Ministerinnen und Minister, Senatorinnen und Senatoren der Länder" werden Bund und Länder betreffende gesundheitspolitische Themen erörtert. Die Beschlüsse haben einen empfehlenden Charakter.[29]

In der 75. Gesundheitsministerkonferenz am 20./21.06.2002 in Düsseldorf, wurde z. B. über „Telematik im Gesundheitswesen" und ihre Potenziale für die Gesundheitsversorgung beraten.[30]

1.10.2 Arbeitsgemeinschaft der Leitenden Medizinalbeamtinnen und –beamten der Länder

In der AGLMB sind die leitenden Angestellten der Gesundheitsabteilungen der Länderministerien vertreten. Sie bereiten zum einen die Beschlüsse der

---

[28] Behörde für Umwelt und Gesundheit, www.hamburg.de, 01.05.2003

[29] Beske, Fritz, Hallauer, J.F., Das Gesundheitswesen in Deutschland, 3. Auflage, Köln 1999, S. 54

[30] GMK, www.gesundheitstelematik.de, 01.05.2003

Gesundheitsministerkonferenz vor und koordiniert zum anderen die Arbeit der Länder auf Verwaltungsebene.[31]

1.11 Kommunale Institutionen

1.11.1 Gesundheitsämter

Die Aufgaben des öffentlichen Gesundheitsdienstes werden in kreisfreien Städten und Landkreisen von Gesundheitsämtern wahrgenommen.

Einige ihrer Aufgaben sind:

- Aufsicht über Einrichtungen des Gesundheitswesens und die dort tätigen Personen (Krankenhäuser, Arztpraxen, Rettungs- und Krankentransportwesen)
- Verhütung und Bekämpfung von Übertragbaren Krankheiten
- Überwachung der Verkehrs mit Lebensmitteln , Arzneien und Giften
- Gesundheitserziehung, Aufklärung und Beratung
- amst-, gerichts- und vertauensärztliche Gutachtertätigkeiten[32]

Die Institutionen der Krankenversicherung

Im deutschen Gesundheitssystem ist der ausgeprägte Gedanke der Selbstverwaltung charakteristisch. Man unterscheidet die Selbstverwaltung der Krankenkassen und Ärzteorganisationen und die Gemeinsame Selbstverwaltung der Vertragsärzte und Krankenkassen. Bei der Gemeinsamen Selbstverwaltung handelt es sich um das Zusammenwirken der Vertragsärzte und der Krankenkassen sowie ihrer Verbände zur Sicherstellung der vertragsärztlichen Versorgung der Versicherten.

In Deutschland gibt es neben den gesetzlichen auch private Versicherungsträger. Die Mehrheit der Versicherten ist in der gesetzlichen Krankenversicherung versichert.

Die wesentlichen Unterschiede dieser Versicherungsträger sind:[33]

---

[31] Beske, Fritz, Hallauer, J.F., Das Gesundheitswesen in Deutschland, 3. Auflage, Köln 1999, S. 54

[32] Beske, Fritz, Hallauer, J.F., Das Gesundheitswesen in Deutschland, 3. Auflage, Köln 1999, S. 57 - 58

[33] Beske, Fritz, a.a.O.

	GKV	PKV
Rechtsstatus	• Körperschaften des öffentlichen Rechts	• Aktiengesellschaften • Versicherungsvereine auf Gegenseitigkeit • Körperschaften und Anstalten des öffentlichen Rechts nach Genehmigung durch die Bundesanstalt für Versicherungsschutz, BAV
Versicherung	• Gesetzliche Versicherungspflicht • Solidaritätsprinzip • Einkommensabhängige Beiträge	• Privatrechtlicher Vertrag • Äquivalenzprinzip • Einkommensunabhängige Beiträge
Leistungen	• Sach- und Dienstleistungsprinzip • Gesetzlich vorgeschriebene Leistungen • Behandlung durch zugelassene Vertragsparteien	• Kostenerstattungsprinzip je nach Tarif • Vertraglich vereinbarten Leistungen werden erstattet • Behandlung als Privatpatient

1.12 Die Private Krankenversicherung

Die Private Krankenversicherung ist neben der gesetzlichen Krankenversicherung Träger der finanziellen Sicherung im Krankheitsfall.

Die Unternehmen der Privaten Krankenversicherung unterliegen der staatlichen Aufsicht. Die Staatsaufsicht erstreckt sich auf den gesamten Geschäftsbetrieb eines Unternehmens in rechtlicher, wirtschaftlicher und finanzieller Hinsicht.

Privatärztliche Leistungen werden nach der Gebührenordnung für Ärzte, GOÄ, abgerechnet. Sie regelt für welche Leistungen welche Honorare von Privatpatienten gefordert werden können. Für die Leistungen sind Mindest- und Höchstsätze vorgesehen. Diese Rechtsverordnungen werden von der Bundesregierung mit Zustimmung des Bundesrates erlassen.

1.13 Die gesetzliche Krankenversicherung

Die Geschichte der GKV beginnt mit dem Zeitalter der Industrialisierung, also gegen Ende des 18.Jahrhunderts. Hauptaufgabe war damals die wirtschaftliche Absicherung der Arbeitnehmer im Krankheitsfall durch die Zahlung von Krankengeld.

Die Reichsversicherungsordnung, RVO, war bis zum Inkrafttreten des Gesundheitsreformgesetzes 1989 die entscheidende Rechtsgrundlage des Krankenversicherungsrechts.

Bis Mitte der 70er Jahre standen die Änderungen des Krankenversicherungsrechts im Zeichen des wirtschaftlichen Aufschwungs. Als die Ausgaben erheblich stiegen folgten Ende der 70er Jahre Kostendämpfungsgesetze. Die Kosten konnten nur vorübergehend gesenkt werden, eine grundlegende Strukturreform im Gesundheitswesen schien unvermeidlich. Dazu wurden zwei Gesetze verabschiedet: das Gesundheitsreformgesetz 1989 und das Gesundheitsstrukturgesetz 1993. Als dritte Stufe der Gesundheitsreform traten 1997 GKV-Neuordnungsgesetze in Kraft.[34]

Die wesentliche Rechtsgrundlage der Gesetzlichen Krankenversicherung ist das SGB V. Nach §1 ist es Aufgabe der Krankenversicherung „..., die Gesundheit der Versicherten zu erhalten, wiederherzustellen oder ihren Gesundheitszustand zu bessern. Die Versicherten sind für ihre Gesundheit mitverantwortlich; ... Die Krankenkassen haben den Versicherten dabei durch Aufklärung, Beratung und Leistungen zu helfen und auf gesunde Lebensverhältnisse hinzuwirken".[35]

Das wesentliche Strukturmerkmal ist das Solidaritätsprinzip: Alter, Geschlecht, gesundheitliche Risiken und Familienstand werden bei der Beitragsbemessung nicht berücksichtigt, sondern nur das Arbeitsentgelt. Die Leistungen bestimmen sich nach der medizinischen Notwendigkeit, so daß alle Versicherten Anspruch auf die gleichen Leistungen haben.

1.13.1 Träger der Gesetzlichen Krankenversicherung

Die Gesetzliche Krankenversicherung hat keinen einheitlichen Träger, sondern ist historisch bedingt in regionale, betriebliche und berufsbezogene Krankenkassenarten

---

[34] Beske, Fritz, a.a.O.

[35] Beck, Ch., SGB Sozialgesetzbuch, 26.Auflage, München 2000, S 309

gegliedert. Die Zuständigkeit für bestimmte Personenkreise war bis 1996 gesetzlich geregelt. Seit 1997 gilt die freie Krankenkassenwahl, ausgenommen sind aber die Sondersysteme Seekrankenkasse, Bundesknappschaft und die Landwirtschaftliche Krankenkasse. Für die Krankenkassen besteht Kontrahierungszwang.

Jede Krankenkasse bildet Landes- und Bundesverbände. Diese sollen die zuständigen Behörden in Fragen der Gesetzgebung und Verwaltung unterstützen. Sie haben gesetzlich zugewiesene Aufgaben und sind die Interessenvertretung ihrer Mitgliedskassen. Die Landesverbände schließen u.a. die Gesamtverträge mit den Kassenärztlichen Vereinigungen und setzen die Festbeträge für Hilfsmittel fest. Die Bundesverbände schließen Verträge auf Bundesebene ab und setzen die Festbeträge für Arzneimittel fest. Die Verträge können Grundsatzentscheidungen zur Regelung von Vergütungen, Gesundheitsvorsorge, Rehabilitation und Erprobung treffen. Diese Entscheidungen gelten für die Mitgliedskassen.

1.13.2 Organisationsstruktur

Die Krankenkassen sind Körperschaften des öffentlichen Rechts. Sie unterliegen staatlicher Rechtsaufsicht und der staatlichen Wirtschaftlichkeitsprüfung. Sie arbeiten aber organisatorisch und finanziell selbständig.

Organe der Selbstverwaltung sind der Verwaltungsrat und der Vorstand. Der Verwaltungsrat ist paritätisch besetzt mit Vertretern von Versicherten und Vertretern der Arbeitgeber. Bei den Ersatzkassen setzt sich der Rat nur aus Versichertenvertretern zusammen.

Der Rat wird alle sechs Jahre von Versicherten und Vertretern der Arbeitgeber gewählt. Er beschließt die Satzung der Krankenkasse und damit die Beitragssatzhöhe sowie Leistungen, die über die gesetzlichen Vorschriften hinausgehen.

1.13.3 Finanzierung

Die Gesetzliche Krankenversicherung finanziert sich aus Beiträgen und in geringem Umfang aus staatlichen Zuschüssen. Jede Krankenkasse muß sich selbst finanzieren. Beitragspflichtig sind Versicherte und Arbeitgeber. Die Beiträge sind proportional zum Einkommen.

1.13.4 Medizinischer Dienst der Krankenversicherung

Der Medizinische Dienst der Krankenversicherung, MDK, ist als Arbeitsgemeinschaft der Landesverbände der Krankenkassen in jedem Bundesland organisiert. Dem MDK sind mit dem Gesundheitsreformgesetz umfassende Aufgaben in der Beratung der gesetzlichen Krankenkassen übertragen worden.

1.13.5 Gemeinsame Selbstverwaltung

Es gibt eine gemeinsame Selbstverwaltung von Krankenkassen und Ärzten/Zahnärzten. In paritätisch besetzen Gremien werden Beschlüsse gefaßt, die für alle Beteiligten verbindlich sind, z.b. die Verträge über die kassenärztliche Versorgung und deren Vergütung.

Der Bundesausschuß beschließt die Richtlinien für die Gewähr einer ausreichenden , zweckmäßigen und wirtschaftlichen Versorgung der Versicherten. Dies sind insbesondere Richtlinien über die ärztliche Behandlung. Die Richtlinien sind Bestandteil des Vertragsarztrechts.[36]

Vertragsärztliche Versorgung

1.14 Die Ärztekammern

Die Ärzte sind in staatlich anerkannten Standesvertretungen organisiert. Sie sichern den Einfluß der Ärzte auf das Gesundheitswesen und überwachen die Einhaltung von standesrechtlichen und beruflichen Pflichten. Die Ärzte sind Pflichtmitglieder in den Landesärztekammern, die Körperschaften des öffentlichen Rechts sind. Die Aufgaben der Kammern sind gesetzlich festgeschrieben.

Auf Bundesebene haben sich die Ärztekammern der Länder auf freiwilliger Basis zusammengeschlossen. Die Bundesärztekammer ist ein privatrechtlich eingetragener Verein und unterliegt somit keiner rechtlichen Verpflichtung gegenüber dem Bund.

---

[36] Bloch, Eckhard, Hillebrand , Bernd, Wie funktioniert unser Gesundheitswesen, Reinbek, 1997, S.13

Dadurch hat sie bei der Ausgestaltung ihrer Aufgaben einen weiten Spielraum und kann so ihren politischen Einfluß konzentriert vorbringen.

1.15 Berufsverbände

Neben der Organisation in Körperschaften gibt es eine große Anzahl von Verbänden, die die jeweiligen politischen und fachlichen Interessen der Arztgruppen vertreten, z.b. Hartmannbund, Marburger Bund und Verbände einzelner medizinischer Fachrichtungen. Die Mitgliedschaft ist freiwillig. Der Schwerpunkt der Tätigkeit liegt in politischen oder wissenschaftlichen Zielen. Politischen Einfluß gewinnen sie über ihre Funktionäre in den Gremien der Kassenärztlichen Vereinigung und der Kammern. [37]

1.16 Die Kassenärztlichen Vereinigungen

In einer Kassenärztlichen Vereinigung sind alle in der betreffenden Region niedergelassenen Vertragsärzte Pflichtmitglieder. Es gibt 23 kassenärztliche und 22 kassenzahnärztliche Vereinigungen, wobei in 3 Bundesländern mehr als eine Kassenärztliche Vereinigung bestehen. Sie haben folgende Aufgaben:

- Sicherstellungsauftrag: die vertragsärztliche Versorgung sicherzustellen
- Gewährleistungsauftrag: Gewährleistung gegenüber den Krankenkassen und ihren Verbänden, daß die vertragsärztliche Versorgung den gesetzlichen und vertraglichen Erfordernissen entspricht, d.h. eine ordnungsgemäße Leistungserbringung und -abrechnung
- Wahrnehmung der Rechte der Vertragsärzte gegenüber den Krankenkassen: durch Vertragsverhandlungen mit den Krankenkassen

Diese Aufgabenstellung führt zu einer Doppelfunktion: Interessenvertretung der Ärzte gegenüber den Krankenkassen und Überwachung der Arztpflichten. Hier sind Interessenkonflikte nicht auszuschließen.

Auf der Bundesebene wird die Interessenvertretung von der Kassenärztlichen Bundesvereinigung wahrgenommen, soweit sie Vertragsabschlußkompetenz hat.

---

[37] Beske, Fritz, Hallauer, J.F., Das Gesundheitswesen in Deutschland, 3. Auflage, Köln 1999

1.17 Das Vertragsarztrecht

Das Vertragsarztrecht ist ein umfassendes Regelwerk der Selbsverwaltung der Ärzte und der Verträge zwischen Ärzten und Krankenkassen. Es gilt eine Hierarchie der gesetzlichen Regelungen und untergeordneten Normen: Das Gesetz, SGB V, macht mit §72II, §89 und §98 grundsätzliche Vorgaben:

§72 schreibt die Sicherstellung der ärztlichen Versorgung vor und regelt die Vorgehensweise.

§89 beinhaltet die Schiedsamt-Verordnung: Kommt kein Vertrag zustande setzt ein Schiedsamt den Vertragsinhalt fest. Das Schiedsamt ist paritätisch besetzt.

§98 Die Zulassungsverordnungen regeln das Nähere über die Teilnahme an der ärztlichen Versorgung, die erforderliche Bedarfsplanung und die Zulassungsbeschränkungen. Sie werden von der Bundesministerin für Gesundheit mit Zustimmung des Bundesrates als Rechtsverordnung erlassen.

Im vierten Kapitel des SGB V werden die Rechtsbeziehungen der Krankenkassen und ihrer Verbände zu den Leistungserbringern geregelt. Für die Rechtsbeziehungen gelten grundsätzlich die Vorschriften des Bürgerlichen Gesetzbuches, BGB.

Für die Vertragsverhandlungen gibt es eine Gemeinsame Selbstverwaltung von Krankenkassen und Ärzten. In paritätisch besetzten Gremien werden Beschlüsse gefaßt, die für alle Beteiligten verbindlich sind.

Im Bundesausschuß der Ärzte und Krankenkassen werden Richtlinien erlassen (§92I SGB V). Sie gewährleisten eine ausreichende, zweckmäßige und wirtschaftliche Versorgung der Versicherten (Wirtschaftlichkeitsgebot). Hier fallen Grundsatzentscheidungen zur Regelung von Vergütungen, Gesundheitsvorsorge, Rehabilitation und Erprobung. Die Entscheidungen dienen somit auch der Präzisierung der Leistungsansprüche der Versicherten. Wegen der bedeutenden Aufgabenstellung wird dem Ausschuß die Rolle eines „Machtzentrums im Gesundheitswesens" bzw. eines „kleinen Gesetzgebers" zugeschrieben.

Die Richtlinien sind der Bundesministerin für Gesundheit vorzulegen. Sie kann diese aus rechtlichen Gründen beanstanden, aber nicht aus politischen Überlegungen.

Die Kassenärztliche Bundesvereinigung, KBV, und die Spitzenverbände der Krankenkassen verhandeln den Bundesmantelvertrag (§§82I, §92VIII; §§135II, 291III, 295III SGB V). Hier werden die allgemeinen Inhalte der vertraglichen Beziehungen vereinbart. Der Vertrag enthält alles, was für eine gleichmäßige, bundeseinheitliche Versorgung zu regeln ist, also für alle Vertragsärzte, Versicherten und Krankenkassen gelten muss. Der Bundesmantelvertrag macht Vorgaben für die bundeseinheitlichen Bewertungen der ärztliche Leistungen, EBM, und gibt Empfehlungen über die Veränderung der Gesamtvergütung.

Die Kassenärztliche Bundesvereinigung erläßt wiederum Richtlinien (§§75VII, §135III SGB V). Sie beschreiben die Durchführung der Versorgung.

Die Kassenärztlichen Vereinigungen verhandeln mit den Landesverbänden der Krankenkassen die Gesamtverträge (§83I SGB V). Die Gesamtverträge enthalten Regelungen über die Beschaffenheit, die Qualität und die Vergütung der vertragsärztlichen Versorgung. Sie werden auf Landesebene zwischen Krankenkassen und Kassenärztlicher Vereinigung verhandelt und berücksichtigen regionale Besonderheiten.

Für diese Verhandlungen gibt es eine bundesweite Richtschnur. Die Bundesverbände geben entweder eine Empfehlung über die „angemessene Veränderung der Gesamtvergütungen" ab oder beschließen diese im Rahmen der Konzertierten Aktion im Gesundheitswesen. Diese Empfehlungen haben keinen rechtlich bindenden Charakter, sollen aber Berücksichtigung finden.

Die Gesamtvergütung ist das Ausgabevolumen der einzelnen Krankenkassen für die ärztlichen Leistungen. Sie hat befreiende Wirkung.

Gesetzliche Vorgaben bei den Vereinbarungen über die Gesamtvergütung sind

- der Grundsatz der Beitragssatzstabilität: die Honorarverhandlungen sollen keine Beitragssatzerhöhungen nach sich ziehen
- der Grundsatz der angemessenen Vergütung: angemessene Vergütung der jeweiligen Arztgruppe

Es gibt verschiedene Möglichkeiten für die Vereinbarung der Gesamtvergütung, die den Vertragspartnern einen gewissen Verhandlungsspielraum geben. Kommt es zu keiner Einigung legt ein Schiedsamt den Vertragsinhalt fest.

Die Kassenärztliche Vereinigung und die Krankenkassen beschließen im Verwaltungsrat ihre jeweilige Satzung (§81, §210II SGB V).

Diese Hierarchie ist im Anhang in einer Grafik dargestellt.

1.18 Die vertragsärztliche Versorgung

Die vertragsärztliche Versorgung ist die Arzttätigeit, die zu Lasten der Gesetzlichen Krankenversicherung erfolgt. An der vertragsärztlichen Versorgung dürfen nur zugelassene Ärzte teilnehmen. Die Zulassung ist an bestimmte Voraussetzungen geknüpft, z.B. Approbation. Über diese Zulassung entscheiden Ausschüsse.

Wegen steigender Arztdichte hat der Gesetzgeber Regelungen geschaffen, die die Planung des Arztbedarfs steuern sollen. Durch Zulassungsbeschränkungen soll die Versorgungsdichte gesteuert werden.

Wenn in einer Region die Versorgung durch niedergelassene Ärzte nicht sichergestellt werden kann, können Krankenhausärzte oder ärztlich geleitete Einrichtungen zur Teilnahme an der vertragsärztlichen Versorgung ermächtigt werden, zeitlich befristet und bedarfsbezogen. 1997 waren das 11ooo Ärzte.

Durch die Zulassung unterwirft sich der Arzt dem Pflichtenkatalog des Vertragsarztrechts. Ein Honoraranspruch besteht weder gegenüber den Patienten noch gegenüber der Krankenkasse. Das Honorar darf nur von der Kassenärztlichen Vereinigung gefordert werden und andererseits können die Kassen Regreßansprüche gegen einen Vertragsarzt nur über die Kassenärztliche Vereinigung geltend machen. Dies ist die Konsequenz des von den Ärzten erstrittenen Kollektivvertragssystems; dieses Prinzip wird allerdings teilweise bei der kassenzahnärztlichen Versorgung mit Zahnersatz durchbrochen. [38][39]

Krankenhausversorgung

Die Grundlangen der Krankenhausversorgung regeln sich im wesentlichen nach:

* Krankenhausfinanzierungsgesetz (KHG)

---

[38] Beck, Ch., a.a.O.

[39] Berner, B., Die vertragsärztliche Versorgung im Überblick, Köln, 1999

- Sozialgesetzbuch Fünftes Buch (SGB V)

- Bundespflegesatzverordnung (BPflV)

Diese gesetzlichen Grundlagen dienen zur bedarfsgerechten Versorgung der Bevölkerung durch leistungsfähige und eigenverantwortlich wirtschaftende Krankenhäuser bei sozial tragbaren Pflegesätzen.[40]

Die Aufgaben eines Krankenhauses sind nach § 107 SGB V beschrieben als: „Einrichtungen, die:

1. der Krankenhausbehandlung oder Geburtshilfe dienen,

2. fachlich-medizinisch unter ständiger ärztlicher Leitung stehen, über ausreichende, ihrem Versorgungsauftrag entsprechende diagnostische und therapeutische Möglichkeiten verfügen und nach wissenschaftlich anerkannten Methoden arbeiten,

3. mit Hilfe von jederzeit verfügbarem ärztlichem, Pflege-, Funktions- und medizinisch-technischem Personal darauf eingerichtet sind, vorwiegend durch ärztliche und pflegerische Hilfeleistung Krankheiten der Patienten zu erkennen, zu heilen, ihre Verschlimmerung zu verhüten, Krankheitsbeschwerden zu lindern oder Geburtshilfe zu leisten, und in denen

4. die Patienten untergebracht und verpflegt werden können."[41]

Krankenhausträger, Personen, Institutionen oder Körperschaften, die ein Krankenhaus besitzen, können öffentlich, privat oder freigemeinnützig organisiert sein. Bei öffentlichen Träger handelt es sich meist um Länder, Kreise oder Zweckverbände. Freigemeinnützige Träger sind in der Regel Kirchen und freie Wohlfahrtsverbände sind.[42] Die Organisation der freien Wohlfahrtspflege sind in die sechs Spitzenverbände Arbeiterwohlfahrt, Deutscher Caritasverband, Deutscher Paritätischer Wohlfahrtsverband, Deutsches Rotes Kreuz, Diakonisches Werk der Ev. Kirche in

---

[40] Grundzüge der Krankenhausfinanzierung in Deutschland, www.helios-kliniken.de, 01.05.2003

[41] Beck, Ch., SGB Sozialgesetzbuch, 26.Auflage, München 2000, S. 395 - 396

[42] Beske, Fritz, Hallauer, J.F., Das Gesundheitswesen in Deutschland, 3. Auflage, Köln 1999, S. 134

Deutschland, Zentralwohlfahrtsstelle der Juden in Deutschland zusammengefasst.[43] Bei privat finanzierten Träger steht an der Spitze ein Arzt oder eine Kapitalgesellschaft.[44]

1.19 Krankenhausplanung

Die Länder sind verpflichtet Krankenhaus- und Investitionspläne zu erstellen um eine leitungsfähige, wirtschaftliche und patientennahe Versorgung zu gewährleisten. In die Krankenhausplanung sind die unmittelbar Betroffenen mit einzubringen. Dies sind vor allem die Krankenhausgesellschaft (nach § 108a SGB V: Zusammenschluss von Trägern zugelassener Krankenhäuser im Land), die Landesverbände der Krankenkassen, der Verband der privaten Krankenversicherung und kommunale Landesverbände.

Nur wenn ein Krankenhaus in die Krankenhausplanung aufgenommen ist, wir es finanziell gefördert. Die Grundlage der Krankenhausfinanzierung ist das Duale Finanzierungssystem. Hierbei werde die Investitionskosten von den öffentlichen Haushalten getragen. Es handelt sich vor allem um langfristige Investitionen wie die Einrichtung und Erstausstattung und Anlagegütern mit einer Laufzeit über drei Jahren. Wiederbeschaffung kurzfristiger Anlagegüter und kleinere bauliche Maßnahmen werden durch eine jährliche Pauschale erstattet. Die Behandlungs- und Betriebskosten müssen von den Versicherungsträgern übernommen werden.[45]

1.20 Versorgungsverträge der Krankenkassen

Ist ein Krankenhaus nicht in einen Krankenhausplan aufgenommen, dann besteht die Möglichkeit Versorgungsverträge mit den Landesverbänden der Krankenkassen zu schließen. Hierbei besteht kein Anspruch auf Investitionsförderung durch das Land. Die Restfinanzierung unterliegt dem Krankenhausträger.[46]

---

[43] Beske, Fritz, Hallauer, J.F., Das Gesundheitswesen in Deutschland, 3. Auflage, Köln 1999, S. 246 - 247

[44] Beske, Fritz, Hallauer, J.F., Das Gesundheitswesen in Deutschland, 3. Auflage, Köln 1999, S. 143

[45] Grundzüge der Krankenhausfinanzierung in Deutschland, www.helios-kliniken.de, 01.05.2003

[46] KHG § 8 Abs. 1 Satz 2, www.hwstecker.de, 29.04.2003

1.21 Zweiseitige Verträge und Rahmenempfehlungen über Krankenhausbehandlung (§ 112 SGB V)

Die Landesverbände der Krankenkassen und die Verbände der Ersatzkassen gemeinsam schließen mit der Landeskrankenhausgesellschaft oder mit den Vereinigungen der Krankenhausträger im Lande gemeinsame Verträge, um sicherzustellen, das Art und umfang der Krankenhausbehandlung den Anforderungen dieses Gesetzbuches entsprechen.

Im besonderen sollen geregelt werden:

- Allgemeine Bedingungen der Krankenhausbehandlung
- Überprüfung der Notwendigkeit und Dauer einer Krankenhausbehandlung
- Verfahrens und Prüfungsgrundsätze für Wirtschaftlichkeits- und Qualitätsprüfungen
- Natlose Übergang von Krankenhausbehandlung zur Rehabilitation oder Pflege

Die Spitzenverbände der Krankenkassen und die Deutsche Krankenhausgesellschaften oder die Bundesverbände der Krankenhäuser sollen Rahmenempfehlungen zum Inhalt dieser Verträge geben. [47]

In den Dreiseitigen Verträgen, nach § 115 SGB V, kommt als dritter Partner die Kassenärztlichen Vereinigungen hinzu. In ihnen werden vor allen die Nachstationäre Versorgung geregelt. [48]

1.22 Vergütung von Krankenhausleistungen

Die Vergütung von Krankenhausleistungen ist ein komplexes System. Ein wesentlicher Bestandteil sind die Fallpauschalen und Sonderentgelte.

Mit den Fallpauschalen werden die allgemeinen Krankenhausleistungen für einen Behandlungsfall vergütet. Mit Sonderentgelten wird ein Teil der Krankenhausleistung abgegolten. Das hierfür bestimmte Entgeld wurde von den auf Bundesebene vereinbarten Entgeltkatalogen bestimmt. Diese Entgeltkataloge werden gemeinsam von den Spitzenverbänden der Krankenkassen und der Deutschen Krankenhausgesellschaft

---

[47] Beck, Ch., SGB Sozialgesetzbuch, 26.Auflage, München 2000, S. 400

[48] Beck, Ch., SGB Sozialgesetzbuch, 26.Auflage, München 2000, S. 402

vereinbart. Hierin sind die zu vergütenden Leistungen und die bundeseinheitlichen Bewertungsrelationen festgelegt.[49]

Arzneimittelversorgung

1.23 Bedeutung von Arzneimitteln

„Arzneimittel gehören zum unverzichtbaren Bestandteil der medizinischen Versorgung."[50] Die Erforschung und Entwicklung von Arzneimitteln hat einen bedeutenden Stellenwert in der Bekämpfung von Krankheiten gewonnen. Der Biotechnologie kommt in den letzten Jahren international eine große Bedeutung zu, da an Medikamenten zur Behandlung von schweren Erkrankungen wie Krebs, AIDS Multiple Sklerose und Diabetes geforscht wird. Mittlerweile gibt es in Deutschland ca. 45.000 zugelassene Medikamente, nach Untersuchungen des Institutes für Medizinische Statistik (IMS HEALTH) konzentriert sich aber die häufigste Verwendung auf lediglich ca. 2000 Medikamente.[51]

1.24 Gesetzliche Grundlagen

„ Das Gesetz über den Umgang mit Arzneimitteln (Arzneimittelgesetz/AMG von 1976 in der Fassung von 1996) regelt die staatlichen Anforderungen an Qualität, Unbedenklichkeit und Wirksamkeit von Arzneimitteln und ordnet sowohl die Zulassung und Herstellung als auch Verkehr und behördliche Überwachung von Arzneimitteln."[52]

Das Arzneimittelgesetz ist geschaffen worden, da Arzneimittel, wie andere Verbrauchsgüter gehandelt werden, aber durch deren Wirkungen besondere Sicherheitsvorkehrungen wichtig sind. Nach dem SGB V § 31 haben Versicherte den

---

[49] BPflV § 11, www.altenarbeit.de, 2.05.2003

[50] Specke, Helmut K., Gesundheitsmarkt 2001, Daten, Fakten, Akteure, a.a.O., S. 44

[51] Ebenda, S.48

[52] Beske, Fritz, Hallauer, J.F., Das Gesundheitswesen in Deutschland, 3. völlig neu überarbeitete und erweiterte Auflage, Köln 1999, S. 158

Anspruch auf die Versorgung mit Arzneimitteln: „ ... Versicherte haben Anspruch auf Versorgung mit apothekenpflichtigen Arzneimitteln, ...“[53]

1.25 Arzneimittelzulassung

Arzneimittel dürfen erst in den Verkehr gebracht werden, nachdem sie vom Bundesinstitut für Arzneimittel und Medizinprodukte (BfArM) oder dem für Sera und Impfstoffe zuständige Paul-Ehrlich-Institut geprüft wurden. Die Prüfung bezieht sich auf die Qualität, Wirksamkeit und Unbedenklichkeit der Arzneimittel. Die Zulassung ist auf 5 Jahre beschränkt und es bedarf zur Verlängerung eine erneute Prüfung.

„Das Bundesinstutut für Arzneimittel und Medizinprodukte .. ist eine selbständige Bundesbehörde im Geschäftsbereich des Bundesministerium für Gesundheit und Soziale Sicherung.“[54] Das BfArM ist für die Zulassung von Fertigarzneimitteln auf der Grundlage des Arzneimittelgesetzes schwerpunktmäßig zuständig. Bei dieser Aufgabe wird der Nachweis der Wirksamkeit eines Arzneimittels, die Unbedenklichkeit und die angemessenen pharmazeutischen Qualität geprüft.

Die Medikamente, die von den BfArM zugelassen und registriert worden sind, sind über das Internet allgemein zugänglich (www.dimdi.de). Das BfArM sammelt und bewertet ebenfalls Berichte über Nebenwirkungen von bereits in den Verkehr gebrachten Medikamenten.[55] Dies sind Berichte von Ärzten oder Apothekern, die aufgrund ihrer Berufsordnung verpflichtet sind, unerwünschte Nebenwirkungen zu melden (vgl. § 6 Muster-Berufsordnung für Ärtze). Ebenfalls sind pharmazeutische Unternehmen verpflichtet, spätestens 15 Tage nach dem bekannt werden schwer wiegender Nebenwirkungen, dies der zuständigen Behörde zu melden. Zusätzlich muss eine Warnung an die entsprechenden Fachkreise (Ärzte, Apotheken) herausgehen.[56] Das BfArM hat die Befugnis zu entscheiden, ob z.B. die Gebrauchsinformationen für die entsprechenden Arzneimittel geändert werden müssen oder, wenn die Nebenwirkungen eines Arzneimittels als so schwerwiegend eingestuft, dass sie den Nutzen übersteigen,

---

[53] Beck, Ch., SGB Sozialgesetzbuch, 26.Auflage, München 2000, S.330

[54] Das BfArM im Überblick, www.bfarm.de, 27.04.2003

[55] Ebenda, www.bfarm.de

[56] Specke, Helmut K., Gesundheitsmarkt 2001 Daten, Fakten, Akteure, a.a.O., S. 48-49

die Zulassung zurück zu nehmen. Bei der Arbeit der Ermittlung und Abwehr arzneimittelbedingter Gefahren steht das BfArM im ständigen Austausch mit Behörden der Europäischen Union und der Weltgesundheitsorganisation (WHO).

1.26 Staatliche Überwachung der Herstellung und des Vertriebs von Arzneimitteln/ Erfassung des Arzneimittelrisikos

Die Bundesländer mit ihren jeweiligen Behörden, z.b. Bezirksregierungen oder Arzneimittelüberwachungsstellen sind für die Überwachung des Arzneimittelverkehrs zuständig. Sie sind befugt z.b. Proben zu entnehmen und können bei Verstößen gegen das Arzneimittelgesetz den Rückruf von Arzneimitteln veranlassen.

Diskussion

In der aktuellen gesundheitspolitischen Diskussion wird vorgeschlagen den Krankenkassen mehr Einfluß auf die vertragsärztliche Versorgung zu geben. Mögliche Instrumente wären das Recht, Einzelverträge mit Ärzten ohne Einschaltung der Kassenärztlichen Vereinigung zu schließen und die Übertragung des gesamten Sicherstellungsauftrags für die vertragsärztliche Versorgung von den Kassenärztlichen Vereinigungen auf die Krankenkassen.

Solche politischen Entscheidungen haben Auswirkungen: Die vollständige Übertragung des Sicherstellungsauftrags an die Krankenkassen bedeutet den Beginn eines Systembruchs der GKV, „an dessen Ende die Auflösung der GKV und ein marktwirtschaftlich orientiertes Gesundheitswesen stehen könnten."[57] Die Übertragung hätte eine Einschränkung der Macht der Ärzteverbände zur Folge. Man verspricht sich davon einen höheren Wettbewerb in allen Bereichen des Gesundheitswesen und eine Steigerung der Produktivität, Effizienz und Qualität.

Folgende Konsequenzen wären zu bedenken: Vermehrte Einzelverträge zwischen Krankenkassen und Ärzten ohne Einschaltung der Kassenärztlichen Vereinigung führen

---

[57] Beske, Fritz, Sicherstellungsauftrag in der vertragsärztlichen Versorgung, Kiel 2002, 74

dazu, daß die Kassenärztliche Vereinigung den Sicherstellungsauftrag nicht mehr ordnungsgemäß wahrnehmen kann. Wenn Einzelverträge zur Regel werden, dann haben die Krankenkassen faktisch den Sicherstellungsauftrag. Das wäre die Revolution des Gesundheitswesens und würde das Regelwerk der GKV, das SGB V, aufheben. Die Krankenkassen müßten ein ähnliches Regelwerk aufbauen, d.h. jede Krankenkasse oder Krankenkassenverbände müßten mit etwa 120.000 Ärzten und 55.000 Zahnärzten Einzelverträge abschließen. Da die Krankenkassen untereinander im Wettbewerb stehen, ist ein einheitliches Vorgehen unwahrscheinlich. In letzter Konsequenz würden die bisherigen Versorgungsstrukturen zergliedert. Den Krankenkassen fehlt die nötige Infrastruktur um die ärztliche Versorgung sicherstellen zu können.

Auch die Ärzte würden sich zusammenschließen um ihre Verhandlungsposition gegenüber den Krankenkassen zu stärken. Die Verbände würden vorrangig die wirtschaftlichen Interessen der Ärzte vertreten und damit wäre eine flächendeckende medizinische Versorgung gefährdet.

Die Politik muß entscheiden, ob die Zukunft des Gesundheitswesens in einem revolutionärem Systemwechsel liegen soll oder in einer systemkonformen Weiterentwicklung des Sicherstellungsauftrags. Krakenkassenverbände einerseits und Vertragsärzteschaft andererseits sollten die anstehenden Probleme wie integrierte Versorgung, Effizienz und Qualitätssicherung in gemeinsamer Verantwortung lösen. Nur so läßt sich die Auflösung der solidarisch orientierten und selbstverwalteten Krankenversicherung verhindern.

Literaturverzeichnis:

Beck, Ch., SGB Sozialgesetzbuch, 26.Auflage, München 2000

Beske, Fritz, Hallauer, J.F., Das Gesundheitswesen in Deutschland, 3. völlig neu überarbeitete und erweiterte Auflage, Köln 1999

Beske, Fritz, Sicherstellungsauftrag in der vertragsärztlichen Versorgung - Standpunkte und Perspektiven -, Kiel 2002

Bloch, Eckhard, Hillebrand , Bernd, Wie funktioniert unser Gesundheitswesen, Reinbek, 1997

Schell, Werner, Das deutsche Gesundheitswesen von A-Z, Stuttgart, New York 1995

Specke, Helmut K., Gesundheitsmarkt, Daten, Fakten, Akteure, 2. vollständig überarbeitete Auflage, Starnberg, 2001

Barbara Berner, Die vertragsärztliche Versorgung im Überblick, KBV Dienstauflage der Kassenärztlichen Bundesvereinigung, mit Beiträgen von Deutscher Ärzte-Verlag Köln, 1999

Internet:

(Aufgrund der ständigen Veränderungen im Gesundheitswesen haben wir auf eine Vielzahl von Internetdatenbanken zurückgegriffen.)

www.altenarbeit.de

www.baua.de

www.bfarm.de

www.bma.de

www.bmbf.de

www.bmgs.bund.de

www.bmvbw.de

www.bmvel.de

www.bmwi.de

www.bwu.de

www.dimdi.de

www.bzga.de

www.gesundheitstelematik.de

www.hamburg.de

www.helios-kliniken.de

www.hwstecker.de

www.m-ww.de

www.pei.de

www.sozialnetz-hessen.de

www.svr-gesundheit.de

www.umweltbundesamt.de

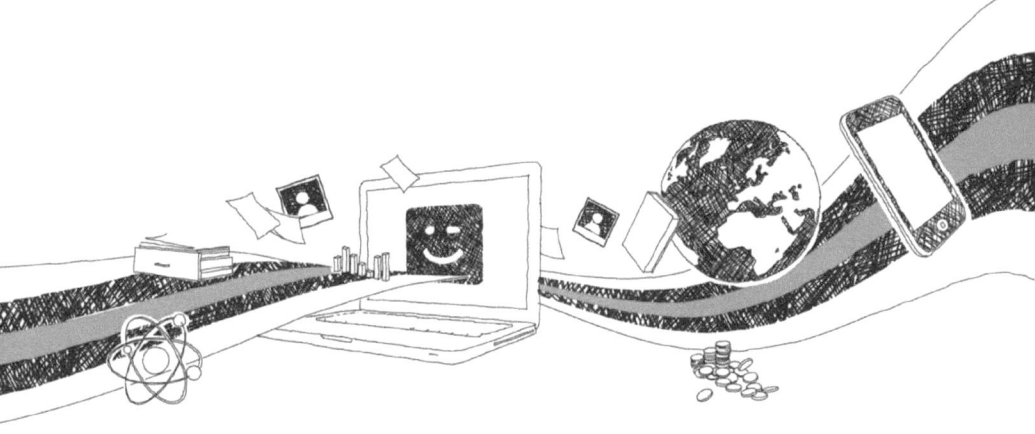